EXAMEN ANATOMIQUE

D'UNE ANCIENNE LUXATION DU FÉMUR

EN HAUT ET EN AVANT

(ILÉO PUBIENNE),

PAR M. J.-A. GÉLY, D.-M.,

CHIRURGIEN-SUPPLÉANT A L'HOTEL-DIEU DE NANTES (1).

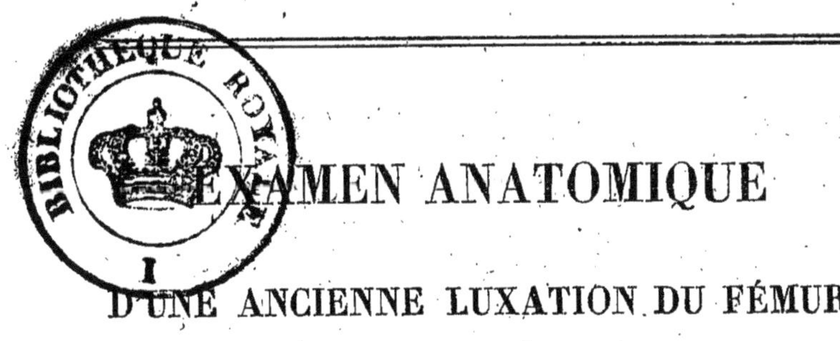

Parmi les luxations du fémur, déjà fort rares, la luxation en haut et en avant est à-peu-près celle qui s'offre le plus rarement ; aussi n'a-t-on rencontré qu'un très-petit nombre de fois l'occasion de l'examiner sur le cadavre.

« Je ne sache pas, dit Boyer, qu'on ait constaté par
» l'ouverture l'état des parties dans la luxation en haut
» et en devant, non réduite et ancienne. S'il était per-
» mis de se livrer à quelques conjectures, dans une
» science qui est fondée uniquement sur l'expérience,

(1) Le modèle en plâtre de cette pièce intéressante a été déposé dans le musée Dupuytren, par les soins de notre ancien condisciple et ami le docteur Chassaignac.

» nous dirions que, dans ce cas, la nature n'ayant pas
» les mêmes moyens pour produire une nouvelle articu-
» lation que dans les autres espèces, et que la tête du
» fémur ne trouvant pas supérieurement le même point
» d'appui, rien ne l'empêcherait de glisser de bas en
» haut, lorsque le malade voudrait confier le poids du
» corps au membre affecté, et qu'ainsi il ne pourrait
» jamais marcher sans des moyens auxiliaires propres
» à se soutenir. »

Plus heureux que Boyer, l'infatigable Cowper a dissé-
qué une ancienne luxation sur le pubis non réduite.
Voici ce qu'il en rapporte: « La cavité cotyloïde est en
» partie occupée par une matière osseuse, en partie
» occupée par le grand trochanter. Ces deux parties sont
» considérablement déformées. Le ligament capsulaire
» est largement déchiré ; le ligament rond est rompu ;
» la tête du fémur avait dilacéré le ligament de Poupart
» et s'était logée entre lui et le pubis. La tête et le col
» de l'os sont situés au-dessous des muscles iliaques et
» psoas dont les tendons, en se dirigeant vers leur in-
» sertion, étaient soulevés par le col et fortement
» tendus. Le nerf crural passait sur la partie antérieure
» du col, au-dessus des muscles iliaques et psoas. La
» tête et le col de l'os sont aplatis et considérablement
» déformés ; une cavité anormale s'est formée, pour le
» col du fémur, sur le pubis, au-dessus duquel la tête
» est située. La nouvelle cavité s'étend de chaque côté
» autour du col de l'os, de manière à la fixer latérale-
» ment sur le pubis. Le ligament de Poupart est appli-
» qué sur sa partie antérieure. A la partie interne du
» col passent l'artère et la veine, de telle sorte que la
» tête de l'os est située entre la gaine des vaisseaux cru-
» raux et l'épine iliaque antérieure et inférieure. »

C'est cette description donnée par Cowper qui a été
répétée dans tous les ouvrages classiques modernes. Il
est vrai de dire qu'elle jetait quelque lumière sur cette
matière obscure, malgré sa brièveté et le vague de cer-
taines expressions que nous aurons soin de signaler dans
le cours de ce travail.

Nous allons maintenant décrire le fait que nous avons en occasion d'observer.

Hervé (Louis), âgé de 57 ans, natif de Montrelais, succomba en novembre 1839, par suite d'une dyssenterie compliquée d'affection cérébrale.

Cet homme avait été admis, en 1836, à l'Hôpital-Général, comme aliéné en démence, et cette position ne nous eut pas permis d'obtenir des renseignements sur la cause et l'époque précise de l'accident dont il avait été frappé, quand bien même sa nature aurait été reconnue avant la mort; mais il n'en fut point ainsi. Il est, du reste, très-probable que sa luxation remontait beaucoup plus haut que son entrée à l'hôpital; car il ne parut jamais souffrir ni même être véritablement gêné dans la marche, malgré la claudication évidente dont il était affecté.

Nécropsie.

La peau du pli de l'aine est fortement soulevée, dans son tiers externe, par une tumeur dure, un peu rugueuse à son centre, assez exactement hémisphérique. On remarque que les téguments sont beaucoup moins mobiles sur le sommet de cette tumeur que partout ailleurs. On sent que la base de cette tumeur s'enfonce profondément entre les muscles de la cuisse. Les mouvements de rotation du fémur sur son axe lui impriment un mouvement de locomotion très-marqué. Le membre est plus court que celui du côté opposé; la hanche est aplatie, le trochanter sensiblement rapproché de la région iliaque externe supérieure; le bout du pied est fortement déjeté en dehors. Le membre est plutôt dans l'adduction que dans l'abduction. Il paraît moins volumineux que l'autre, quoiqu'il soit encore très-bien nourri. La distance qui sépare l'épine iliaque supérieure de la partie inférieure de la malléole interne, mesurée avec soin des deux côtés, démontra une différence de 34 millim. (15 lignes) entre les deux membres, prise de la même épine à la rotule, la différence ne se trouva plus que de 28 millim. (12 lignes) sans qu'on pût constater la cause de cette différence. La claudication n'était pas, du reste, pendant la vie, en rapport avec un si grand raccourcissement, parce que le malade avait contracté l'habitude de marcher sur la pointe du pied, qui était effectivement très-abaissée.

La couche graisseuse sous-cutanée, fort épaisse dans toutes les autres régions, est à-peu-près nulle au niveau de la tumeur. Le fascia superficialis lui-même est aminci, condensé, fibreux, et assez intimement uni d'un côté à la peau, de l'autre à l'aponévrose fascia lata. Celle-ci adhère assez fortement aux couches sous-jacentes qui enveloppent la tête du fémur ; cependant, on parvient à l'en séparer. Les fibres internes de l'extrémité supérieure du couturier, entraînées en dedans par le soulèvement du feuillet aponévrotique, qui se dédouble pour les loger, concourent avec lui à former en dehors une partie de l'enveloppe intermédiaire entre la capsule et les couches cutanées. En haut, celle-ci est complétée par le ligament de Poupart, élargi et aminci à son insertion à l'aponévrose abdominale.

Le muscle couturier, ainsi soulevé et déjeté en dedans, près de son extrémité supérieure, croise beaucoup moins obliquement que de coutume la direction de la cuisse.

Le droit antérieur est également soulevé et rejeté en dedans, à sa partie supérieure, par le col du fémur : son tendon direct est devenu par suite oblique en bas et en dedans, tout en s'accommodant à la convexité du col. Le tendon réfléchi, qui part du sourcil de la cavité cotyloïde n'a pas été déchiré, mais il est fortement tendu et allongé. Il décrit ainsi un bien plus grand arc de cercle que de coutume. Il repose, par sa concavité, sur la base du col du fémur à son union avec la face interne du trochanter, point qui se trouve un peu plus élevé que le sourcil de la cavité cotyloïde. La longueur de ce tendon réfléchi est de plus de 50 millimètres (2 pouces) ; son volume égale celui d'un tuyau de plume.

Le muscle iliaque est soulevé par la tumeur, le psoas est plutôt déjeté en dedans. Ils concourent à former la nouvelle capsule, ainsi que nous le dirons en décrivant celle-ci. Le tendon commun se rend au petit trochanter, en passant par-dessus la tête et le col, pour sa partie externe, et au côté interne de ces os, pour la portion interne qui décrit une courbe en dedans de la tête du fémur.

Les vaisseaux cruraux, également un peu incurvés et poussés en dedans, longent le côté interne de la tête. Il en résulte que les branches externes, telles que la circonflexe-iliaque et la musculaire externe superficielle, sont assez fortement tendues.

Le nerf crural, placé 3 ou 4 lignes plus en dehors, se trouve situé sur la tumeur même, formée par la tête de l'os, et un peu en dedans de son centre. Il est soulevé, aplati, élargi et tendu. Il adhère à la nouvelle capsule formée par le psoas. Il en résulte que ses branches crurales externes sont encore plus fortement tendues que celles des vaisseaux.

Le muscle grand fessier est aplati, relâché, ses fibres sont molles, jaunes, sans consistance, le moyen fessier est dans le même état.

Le petit fessier, plus rouge, présente une sorte de réflexion de son tendon sur le sommet du grand trochanter. Celui-ci s'étant élevé, le tendon du fessier, au lieu de se porter en avant et un peu en bas, remonte pour se rendre au bord antérieur du trochanter, en passant, comme une corde réfléchie, sur le sommet de cette apophyse.

L'obturateur interne, le pyramidal, les jumeaux, le carré, sont confondus au niveau du bord postérieur de la cavité cotyloïde, en un tissus que nous décrirons. En parlant de l'état des surfaces articulaires, on ne peut plus suivre leur attache au fémur. Il en est de-même de l'obturateur externe.

Les adducteurs de la cuisse sont relâchés, mous, jaunâtres, du reste, sans changement de direction.

*Etat des parties constituant l'ancienne et la nouvelle
articulation.*

La portion iliaque du muscle psoas-iliaque était dans
un état de relâchement assez manifeste. Elle se termi-
nait superficiellement par une forte aponévrose, qui
s'étendait sur la nouvelle capsule. Profondément, cette
portion du muscle iliaque prenait adhérence, à l'aide
d'un tissu fibreux, épais et dense, à une surface osseuse
née du bord supérieur du bassin ; en arrière et en
dehors de l'éminence iléo-pectinée, sorte de muraille qui
fermait la gouttière par où passe ordinairement ce
muscle, et contre laquelle venait s'appuyer, en avant,
la tête du fémur. La capsule formée par les fibres musculaires, transformée en un véritable tissus ligamenteux, prenait adhérence, d'une part, au rebord supérieur
de cette muraille osseuse accidentel, et de l'autre à toute
la face antérieure et inférieure du col du fémur, en se
dirigeant vers le petit trochanter, où ses fibres conver-
gentes se rendaient évidemment en dehors du tendon du
psoas. Cette capsule s'étendait sur les côtés de l'articulation nouvelle, en prenant adhérence au bassin, *du
côté externe*, à une ligne qui s'étendrait de l'épine iliaque, antérieure et inférieure, à la partie externe du
sourcil de la cavité cotyloïde. (Elle s'engageait là sous le
tendon du droit antérieur.) *Du côté interne*, l'attache au
bassin se faisait un peu en dehors de l'éminence iléo-
pectinée, et venait gagner la partie supérieure du bord
interne de la cavité cotyloïde. Au fémur, les attaches
latérales de cette capsule se faisaient de la manière sui-
vante et à partir de la tête, *en dehors*, le long de la face
supérieure du col du fémur jusqu'au grand trochanter.
C'est dans ce point que le tendon réfléchi du droit antérieur était appliqué sur elle. Les fibres qui partaient de
ce point venaient ensuite, en convergeant avec celles qui
passaient plus en dedans et celles qui couvraient la tête
de l'os, se réunir en dehors du petit trochanter. *En de-*

dans, les attaches de la nouvelle capsule se dirigeaient le long de la face inférieure du col jusqu'au petit trochanter. La forme générale de cette capsule nouvelle était donc celle d'un triangle allongé, dont la base tournée en haut serait adhérente au bassin, et dont le sommet se fixerait au petit trochanter, dont le centre reposerait sur la tête du fémur en l'enveloppant, et dont les bords, fortement rabattus, auraient pris adhérence aux parties contigües du bassin et du col fémoral. Nous avons déjà dit qu'elle était exclusivement formée par le tendon charnu de l'iliaque. Son épaisseur dépassait celle du ligament normal. On rencontra un os sésamoïde dans sa partie la plus élevée, entre la tête du fémur et la surface pelvienne. Cette capsule adhérait à peu près à toutes les parties de la tête et du col fémoral, avec lesquelles elle était en contact. Elle unissait les surfaces d'une manière très-intime, tout en leur laissant des mouvements d'une certaine étendue. Son tissu était presque fibro-cartilagineux, surtout à la face profonde ; mais à l'extérieur, et sur la tête et le col fémoral, on y distinguait encore très-bien des fibres rouges appartenant au système musculaire.

La partie postérieure du grand trochanter était appliquée sur l'ancienne cavité, qu'il était impossible d'apercevoir, tant il était solidement fixé dans cette position. Le col du fémur appuyait directement, par sa face postérieure, sur la portion osseuse, qui serait comprise entre deux lignes ouvertes en forme de V, et partant toutes deux du centre de la cavité cotyloïde pour se rendre ; l'une, un peu en dehors de l'éminence iléo-pectinée ; l'autre, à l'épine iliaque antérieure et inférieure, la tête du fémur est adossée à cette dernière éminence et à la surface osseuse qui s'est élevée derrière elle. Cette tête est donc située entièrement au-dessus du rebord pelvien. Il est en outre facile de voir qu'elle dépasse en haut de près de 10 millimètres, la ligne qui s'étendrait de l'épine iliaque antérieure et supérieure au pubis. Mais si, au lieu de regarder ainsi le bassin de face, on l'envisage par le côté externe , on voit que la tête présente les 2|3 de sa masse en avant de cette ligne iléo-pubienne, tandis qu'un tiers seulement est en arrière. Cette disposition rend compte du soulèvement éprouvé par le ligament de Fallope dans ces deux directions.

Le tendon du droit antérieur ayant été coupé, ainsi que toutes les parties molles qui s'attachaient au fémur, là capsule ayant été incisée, en suivant ses attaches au bassin, il fut possible de séparer les deux os et d'examiner l'intérieur de la nouvelle et de l'ancienne articulation, qui ne faisaient, après tout, qu'une seule cavité. En effet, la capsule nouvelle, arrivée de chaque côté au niveau de l'ancienne articulation, se continuait avec un tissu qui avait une grande ressemblance avec les franges adipeuses des grandes articulations. Ce tissu, qui faisait une sorte de ceinture à la cavité cotyloïde, des bords de laquelle il semblait naître, se réfléchissait en haut et en avant, pour tapisser la face postérieure du col du fémur sur laquelle il se perdait. Le point de réflexion de ce tissu cellulo-graisseux, répondait à la face postérieure du grand trochanter, et à la cavité digitale, qui se trouvaient appliqués à peu près sur le centre de la cavité cotiloïde : dans ce point, le tissu cellulo-adipeux, dont nous parlons, était adhérent à une masse dense rougeâtre, fibreuse, qui se continuait avec les muscles qui passent par l'échancrure sciatique. Ce paquet, fibro-musculaire, avait pris adhérence dans la cavité cotyloïde, à sa partie inférieure et en dehors du tissu cellulo-adipeux, qui fermait par en bas la grande cavité articulaire. La cavité digitale était, du reste, entièrement libre. Toute la surface interne de cette grande cavité articulaire est lisse, et lubrefié par une humeur synoviale.

Modifications subies par les os.

Bassin. — L'ancienne cavité n'est certainement pas moins large, mais ses bords se sont évidemment affaissés :

aucune trace du fibro-cartilage circulaire, ni de ligament capsulaire. Le fond de la cavité, beaucoup plus élevé que de coutume, fort inégal, est constitué par un mélange de tissu fibro-cartilagineux, irrégulièrement soulevé, et du tissu cellulo-adipeux, dont nous avons parlé. Une grosse masse de ce tissu occupe le centre, et s'étend à l'échancrure interne de la cavité. Le sol osseux de cette cavité s'est lui-même un peu élevé, en sorte qu'il existe entre lui et la paroi interne du bassin, une couche aréolaire de 2 à 3 millimètres d'épaisseur. Il y a cependant exception à faire, à ce que nous avons dit plus haut, relativement aux parties sur lesquelles repose le col du fémur. Dans ce point, le rebord est affaissé, arrondi, renforcé du côté de la cavité par quelques tubercules osseux nés de son fond, tandis qu'il se continue par en haut avec la surface comprise entre l'épine iliaque inférieure et l'éminence iléo-pectinée. Cette portion du rebord pelvien, qui appartient à la branche iléo-pubienne, présente de chaque côté deux gros tubercules osseux, aplatis, de la largeur d'une pièce de 75 c.; correspondant, l'interné à la partie supérieure du bord interne de la cavité, et l'externe à sa partie la plus élevée. L'intervalle existant entre eux est de 12 millimètres, le grand diamètre y compris, ces deux éminences, est de 45 millimètres. Le tubercule interne se confond presque par en haut avec l'éminence iléo-pectinée, l'externe remonte jusque vers la base de l'épine iliaque inférieure. Ces deux tubercules forment les principaux moyens de contact, articulaire, entre la branche pubienne de l'os iliaque et la partie postérieure du col du fémur qui reposait dessus. Ils sont très-lisses, revêtus d'un cartilage mince. La portion osseuse intermédiaire est beaucoup plus déprimée, ce qui donne à cette partie une forme concave très-favorable à ses usages. Elle est aussi beaucoup moins lisse, et percée de nombreux trous vasculaires.

A partir de ce point, la surface articulaire de nouvelle formation remonte sur la branche pubienne de l'os iliaque, en suivant la double courbure de l'os convexe d'avant en arrière, et concave transversalement. Mais elle change bientôt brusquement de direction, en vertu du concours d'une masse osseuse de nouvelle formation, que nous allons actuellement décrire.

Qu'on se figure un demi-cercle de 45 à 50 millimètres de rayon, dont le centre serait appliqué sur l'épine iliaque antérieure et inférieure, et qui prendrait adhérence, par son grand diamètre, au rebord supérieur du bassin, entre l'épine iliaque antérieure et supérieure et l'éminence iléo-pectinée, et l'on aura une première notion de la forme de cette surface de nouvelle formation. Elle ne s'élève point verticalement, mais elle se renverse en dehors et en arrière, en sorte que, bien qu'elle coupe transversalement à angle droit la direction du muscle iliaque, elle se présente à lui d'avant en arrière, sous un angle très-obtus. Elle paraît appartenir uniquement à la fosse iliaque interne. Elle ne fait aucune saillie du côté de la cuisse ni de la fosse iliaque externe. Sa base, très-épaisse, se confond avec la table interne de l'os. Elle offre une surface supérieure en étendue à celle de la cavité glénoïde, avec laquelle elle a beaucoup de rapport. Elle présente deux faces et deux bords. Sa face antérieure est très-légèrement concave et revêtue d'un cartilage en général mince et assez irrégulier sous ce rapport. La face postérieure est convexe en tout sens, et donne attaché aux couches profondes du muscle iliaque, au moyen d'un tissu cellulaire fibreux très-épais, qui recouvre cette paroi. Le bord postérieur ou supérieur demi-circulaire, un peu irrégulier, épais, donne attache aux couches superficielles du muscle iliaque en arrière, et à la capsule de nouvelle formation en avant, ce bord est entouré d'une espèce de fibro-cartilage, qui rend plus sensible la concavité de la surface osseuse. Le bord inférieur est libre dans sa moitié externe ou supérieure, l'adhérence de cette surface osseuse au bassin se faisant plutôt par sa paroi postérieure que par ce bord. Par l'autre moitié, qui est inférieure et interne, cette surface osseuse se continue avec le tubercule externe de la branche pubienne de l'iléon, et la surface qui le sépare du tubercule interne.

Fémur. Cet os a éprouvé des changements très-manifestes dans sa forme. Le grand trochanter, au lieu de se replier en arrière, comme d'habitude, est évasé en dehors et beaucoup plus volumineux que de coutume, en sorte qu'une ligne verticale, passant par le centre du fémur, laisse en dehors une saillie à peu près égale à celle que forme en dedans la tête articulaire. Cette disposition donne à l'extrémité supérieure du fémur un aspect cordiforme d'autant plus marqué, que la tête et surtout le grand trochanter paraissent plus élevés que de coutume. Du moins, si l'on en juge par la longueur d'une ligne qui diviserait verticalement en deux le sinus existant entre ces deux organes. Tandis que si l'on mesure l'espace compris entre le petit trochanter et le point le plus élevé de la tête du fémur, on trouve plutôt du raccourcissement que de l'allongement. On serait donc tenté d'admettre qu'il y a eu plutôt redressement qu'allongement réel du col fémoral. Le trochanter, au contraire, est évidemment hypertrophié. Mais ce qui permet d'expliquer la profondeur du sinus qui sépare celui-ci de la tête, c'est l'abaissement de la portion osseuse intermédiaire, laquelle est en même temps déjetée en avant. On observe dans ce point une saillie à base large très-prononcée. La cavité digitale largement dilatée représente une fosse profonde à surface inégale. Le petit trochanter est notablement atrophié. En examinant l'os par derrière, et en suivant la ligne qui forme la base du col, en s'étendant du petit trochanter au bord interne du grand, on voit une série de tubercules osseux à sommet, mousses, lisses qui répondent évidemment à ceux que nous avons décrits sur la branche iléo-pubienne. On peut rapporter à trois les tubercules dont nous parlons : l'un, inférieur, est placé sur la base du petit trochanter; l'autre, supérieur, au-dessous du bord interne du grand trochanter; le troisième, situé précisément entre les deux autres, est le

plus grand et le plus saillant. En sorte que la surface
générale est légèrement convexe d'un trochanter à l'autre,
ce qui lui permet de s'articuler assez exactement avec
la surface de la branche iléo-pubienne, qui était concave
dans le sens de sa longueur. On peut remarquer que cette
série d'articulations linéaires est beaucoup plus étendue
que celle qui lui correspond sur le bassin. Le petit trochanter se trouvait donc placé quelques lignes au-dessous de l'éminence iléo-pectinée, tandis que l'angle antérieure du grand trochanter arrivait presque à l'épine
iliaque antérieure et inférieure. Le col du fémur est évidemment aplati d'avant en arrière. La tête du fémur a
sensiblement perdu de son volume, et sa forme a beaucoup changé. Le sillon qui sépare la portion cartilagineuse a complétement disparu. La portion qui se trouvait
en contact avec la surface de nouvelle formation de
l'os des îles, appartient exclusivement à la partie postérieure du col et à la face externe de la tête. Cette surface, plutôt plate que convexe, est pourvue d'un cartilage assez imparfait; elle est, du reste, plus étendue
que celle qui lui répond sur le bassin. Elle est cependant moins large, mais plus haute, plus exactement arrondie, et présente le diamètre d'une pièce de cinq francs.
La partie supérieure de l'ancienne poulie articulaire est
libre dans la nouvelle capsule qui roule sur elle en ce
point. Tout le reste de cette surface, ainsi que les parties
contiguës du col, sont recouvertes par les adhérences de
cette capsule. Il est seulement facile de sentir, à travers
cette couche fibreuse, que le tissu osseux raréfié cède
à la pression du doigt, principalement aux environs de
l'attache du ligament rond. Le corps du fémur est plus
grêle que de coutume. Tout l'os est évidemment raréfié,
poreux, léger; le canal médulaire est très-vaste. Les
cellules du tissu spongieux très-amples. Du côté du
bassin, les surfaces de nouvelle formation sont aussi
formées par un tissu poreux et aréolaire. Tous les os
sont, ainsi que les autres organes, infiltrés de graisse.

Après l'examen anatomique de ce fait important, on

se demande par quel mécanisme et en vertu de quelle cause la tête du fémur est arrivée dans le lieu qu'elle occupait, et s'il est réellement permis de regarder cet exemple comme le type de la luxation en haut et en avant.

La tête du fémur avait évidemment franchi le rebord cotyloïdien au niveau d'un arc compris entre deux lignes qui, partant du centre de la cavité, se rendraient l'une à l'éminence iléo-pectinée, l'autre à l'épine iliaque antérieure et inférieure. Elle s'était donc placée aussitôt après, entre le tendon du droit antérieur qui s'attache à celle-ci, et le bord externe du pectiné qui s'insère en haut à celle-là. Il existe, en effet, entre ces deux organes, un intervalle triangulaire considérable, dont la base tournée en haut est précisément formée par la branche iléo-pubienne, et dont le sommet répondant au petit trochanter se trouve placé sur la même ligne verticale que le centre de la cavité cotyloïde. Cet espace triangulaire est recouvert par le tendon charnu du muscle psoas-iliaque qui plonge dans son angle inférieur pour aller s'attacher au petit trochanter. Les deux côtés de ce tendon sont, du reste, maintenus par des plans aponévrotiques assez solides. Ainsi, en dedans, l'insertion du feuillet profond du fascia lata, à l'éminence iléopectinée et à la capsule articulaire, le sépare du muscle pectiné. En dehors, un autre feuillet et quelques fibres musculaires le fixent au col du fémur, en dedans du tendon du droit antérieur. Ainsi, la tête du fémur, en pénétrant dans l'espace triangulaire indiqué, se trouvait réellement dans la gaîne du muscle psoas-iliaque, audessous du tendon triangulaire de ce double faisceau, de manière à la soulever, à son passage, sur la branche iléo-pubienne. Il est très-facile de s'assurer de ce premier fait, en examinant les parties sur le cadavre. Après avoir fendu la gaîne aponévrotique du psoas-iliaque et renversé celui-ci de haut en bas, on aperçoit très-bien l'espace triangulaire indiqué entre le pectiné et le droit antérieur, espace au fond duquel on découvre la partie

supérieure du ligament capsulaire, qui est assez fortement soulevé par la tête du fémur dans le mouvement
de rotation en dehors. On observe encore que la capsule est là plus mince que partout ailleurs, que souvent
même elle est percée d'un trou qui fait communiquer la
synoviale articulaire avec celle qui recouvre la branche
iléo-pubienne, et qui facilite le glissement du tendon du
psoas-iliaque dont elle tapisse presque toute la face postérieure.

Ces conditions anatomiques étant données, il est facile
de comprendre comment la tête du fémur, après avoir
déchiré sa capsule au fond de l'espace compris entre
le droit antérieur et le pectiné, a pu arriver, pour ainsi
dire, tout d'un trait, en suivant la partie postérieure du
psoas-iliaque au-dessus et au-devant de la branche iléo-
pubienne. Tout semble, en effet, disposé pour lui livrer
un facile passage : faiblesse de la capsule souvent per-
forée, défaut d'appui dans ce point qui répond à un
large interstice musculaire, présence d'une synoviale
de glissement en général assez étendue, qui laisse entre
l'os des îles et le muscle psoas-iliaque une sorte de vide
qui fait suite à celui que nous avons trouvé au-devant
de la capsule. Il est donc vrai de dire qu'on ne trouve
de ce côté, pour ainsi dire, aucune résistance propre à
entraver l'ascension de la tête du fémur au-devant de la
branche iléo-pubienne. On ne peut citer que celle qui
résulte de la présence du tendon charnu du psoas-
iliaque en état de contraction au-dessus de la tête du
fémur; mais la disposition de ce tendon fait qu'il est
très-facilement soulevé, écarté par la tête de l'os, et qu'il
ne commence à lui opposer une résistance sérieuse que
lorsqu'elle est arrivée au point où la direction du muscle change brusquement, c'est-à-dire lorsqu'elle a déjà
glissé au-devant de la branche iléo-pectinée. Arrivée à
cette hauteur, la tête du fémur pouvait sans doute soulever, écailler, déchirer le muscle iliaque à son passage sous le ligament de Fallope ; cependant, il n'est pas
prouvé que ce résultat ait eu lieu chez l'aliéné Hervé.

Il est permis de supposer que, chez lui, l'os déplacé, dirigé plutôt en dehors qu'en dedans, avait eu plus de tendance à glisser entre les deux plans juxta-posés que présentent la fosse iliaque interne et le muscle iliaque. L'obliquité de ces deux plans est telle, en effet, que la tête de l'os doit avoir plus de tendance à s'insinuer entre eux en les décollant qu'à perforer le muscle iliaque. Pour que ce dernier résultat arrive facilement, il faudrait que la tête, au lieu de se diriger ainsi en dehors vers l'épine iliaque antérieure et inférieure, fût inclinée en dedans, de manière à se présenter plus perpendiculairement à la surface du plan charnu.

Tel nous paraît avoir été le mécanisme du déplacement chez l'aliéné Hervé. Voyons maintenant quelles causes ont pu le produire. D'après ce que nous avons dit de la tension éprouvée par la capsule dans le mouvement de rotation en dehors, il est évident que le déplacement a dû arriver pendant une chute sur les pieds ou les genoux, le poids du corps étant transmis au membre fixé sur le sol dans une extension forcée avec rotation en dehors. On ne conçoit pas quelle autre cause aurait pu déterminer cette luxation.

Or, ce sont précisément celles qui sont attribuées par tous les auteurs à la luxation sur le pubis, comme les symptômes que nous avons observés et décrits étaient bien ceux qui caractérisent cette affection suivant tous les chirurgiens. *Il s'ensuivrait que, dans cette luxation dite sur le pubis, la tête du fémur occupe en général la place où nous l'avons rencontrée, et qu'elle y arrive par le même mécanisme.*

La véritable position de la tête avait été, du reste, assez bien précisée par Boyer, lorsqu'il a dit : « La tête
» du fémur se porte sur la branche horizontale du pubis
» et se trouve *entre cet os et la masse commune aux*
» *muscles psoas iliaques qu'elle soulève.* De son côté,
» Cowper dit aussi qu'il a rencontré la tête et le col
» de l'os *au-dessous des muscles iliaque et psoas* dont
» les tendons, en se dirigeant vers leur insertion,

» étaient soulevés par le col et fortement tendus. » Ce
que nous avons rencontré se rapporte très-bien aux
circonstances énoncées par Cowper et Boyer.

Cette position de la tête dans la luxation en haut et
en avant ressort également de tout ce que les auteurs
ont écrit sur la situation des vaisseaux dans ce genre
de déplacement. A la vérité, J.-L. Petit avait dit que
lorsque cette luxation n'est pas promptement réduite,
l'extrémité inférieure s'engourdit et se tuméfie, parce que
les vaisseaux et les nerfs sont comprimés par la tête
du fémur. On avait même paru craindre que la compression ne fût assez forte pour déterminer la gangrène.
Mais Boyer dit avec raison que ce dernier phénomène
est impossible, et qu'il n'a même pas vu l'engorgement
indiqué par Petit. Cependant, le même auteur pense que
les vaisseaux fémoraux sont en général déjetés en
dedans et peuvent être un peu *soulevés par la tête* du
fémur; d'autre part, il avance plus loin en énumé-
rant les symptômes que, sur la partie interne de la tumeur, on sent et on voit même très-distinctement les
battements de l'artère fémorale. Les chirurgiens français
ont adopté les idées de Boyer à cet égard (1).

M. Langier, qui ne regarde pas comme impossible la
compression de la veine crurale, dit qu'il faudrait qu'elle
fût portée bien loin pour qu'il en résultât la tuméfaction
générale du membre. Le professeur Sanson dit que les
vaisseaux et le nerf crural sont soulevés et poussés en
dedans par la tête. « On sent et l'on voit même quelque-
» fois, dit-il, sur le côté antérieur et interne de la tu-
» meur les battements de l'artère crurale, laquelle pa-
» raît plus large que dans l'état normal, parce qu'elle est
» aplatie sur la tumeur (2). » Cependant, M. Sanson
ajoute que l'engorgement du membre, par suite de la
compression des vaisseaux, ne paraît pas avoir été ob-

---

[1] Dictionn. 25, v, p. 48.
[2] Dictionn., 15, v, p. 262.

servé, et que, dans un cas qu'il a rencontré, il y avait des douleurs très-vives le long de la partie antérieure du membre ; mais aucune tuméfaction. Cowper, mieux éclairé par l'examen anatomique, a très-bien indiqué que le nerf crural seul passe sur la tumeur formée par la tête, que les vaisseaux passent à son côté interne, de telle sorte qu'elle se trouve placée entre la gaîne des vaisseaux et l'épine iliaque antérieure et inférieure (1).

De ce que nous venons de rapporter et de ce que nous avons observé nous-même chez l'aliéné Hervé, on serait donc en droit de conclure que les luxations en haut et en avant s'effectuent toujours sous le tendon charnu du muscle psoas-iliaque, entre l'épine iliaque antérieure et l'éminence iléo-pectinée, au côté externe du pectiné et de la gaîne des vaisseaux. Ceux-ci sont ordinairement un peu dejetés en dedans, et peuvent être légèrement soulevés comme toutes les parties molles environnantes ; mais ils ne se trouvent probablement jamais placés sur la tumeur elle-même, comme on l'a dit. Que le nerf crural, au contraire, qui passe seul dans la gaîne du psoas se trouve constamment sur la partie interne de la tumeur formée par la tête et toujours plus ou moins soulevé et distendu par elle ; d'où il est facile de conclure que les douleurs seront beaucoup plus constantes et

---

[1] Dans une luxation de ce genre, que nous venons d'observer tout récemment chez un enfant de 10 ans, on sentait des battements sur le côté externe de la tête ; mais il fut facile de se convaincre qu'ils étaient dus à la présence de l'artère circonflexe iliaque ; les vaisseaux fémoraux étaient placés tout à fait en dedans, et, loin d'être soulevés, ils parurent plutôt comme cachés par la tête de l'os luxé. Après la réduction, leur position devint encore plus facile à constater, leurs battements étant plus distincts. Une autre particularité remarquable du fait en question, c'est que le tendon du psoas-iliaque avait été assez éraillé par la tête du fémur pour qu'on sentît, après la réduction, une dépression très-manifeste au centre même de ce tendon. On pouvait y enfoncer l'extrémité de plusieurs doigts réunis. Au côté interne de cette dépression se trouvaient les vaisseaux fémoraux.

2

beaucoup plus à craindre que l'engorgement du membre. Ainsi se trouve expliqué le fait clinique judicieusement observé par M. Sanson.

On peut cependant se demander si la tête du fémur poussée en haut et en dedans ne pourrait pas gagner de suite le côté interne du tendon du psoas et se dégager entre lui et le pectiné au lieu de rester à sa face profonde. Dans ce cas, l'adhérence du feuillet profond du fascia lata à l'éminence iléo-pectinée et à la capsule, ayant été détruite, la tête se trouverait précisément placée au-dessous de la gaîne des vaisseaux qu'elle pousserait fortement en haut et en avant. L'expérience clinique ne fournit pas de données pour la solution d'une telle question; mais, en réfléchissant sur les causes qui pourraient déterminer ou permettre un pareil déplacement, on arrive promptement à comprendre qu'il est à-peu-près impossible. Il faudrait, en effet, pour qu'il se produisît :

1.º Que le membre fût placé dans une certaine abduction au moment de la chute; or, dans cette position, le poids du corps sera employé en grande partie à exagérer l'abduction, et ce sera dès lors une luxation en bas qui se produira.

2.º Il faudrait que la tête, moins fortement dirigée en avant par la rotation du pied en dehors, ne fût pas comme bridée du côté interne par le tendon du psoas lui-même qui s'insère sur un plan postérieur à celui qu'occupe la tête ainsi dirigée en avant.

3.º Il faudrait que la force d'impulsion fût assez grande pour vaincre l'action de tous les muscles qui s'insèrent au grand trochanter et à la cavité digitale, muscles qui tendent tous à retenir en dehors l'extrémité supérieure du fémur, et qui sont très-favorablement disposés pour cela à cause de leur insertion perpendiculaire à l'os.

La disposition spéciale des parties, aussi bien que l'action des causes de déplacement, tend donc à faire admettre que l'os ne peut se diriger que dans la gaîne du psoas au-devant de la branche iléo-pubienne.

Remarquons à ce sujet, que cette position de la tête ou du col du fémur sur la branche pubienne de l'os des îles, rend tout-à-fait impropre l'expression si généralement admise de luxation sur le pubis, que M. Gerdy lui-même a récemment adoptée. Il serait plus convenable de la désigner sous le nom de luxation *iléo-pubienne*; on pourrait encore lui donner ceux d'iléo-abdominale, d'iliaque antérieure et même d'iliaque interne.

En considérant d'une part, l'énormité de la force qui, poussant ainsi la tête du fémur en haut, détermine la déchirure du ligament orbiculaire dans tout son pourtour, ainsi que l'arrachement des muscles qui se rendent à la cavité digitale, et de l'autre le défaut de résistance à ce genre de déplacement de la part des parties que l'os doit traverser, on est tenté de s'étonner que, dans ce cas, la tête ne continue pas son mouvement ascensionnel, de manière à entraîner au moins quelquefois la perforation du muscle iliaque, et la déchirure du ligament de Fallope. Ainsi, quand un homme chargé d'un pesant fardeau tombe sur les genoux et se luxe le fémur, ainsi que l'a vu Dessault, on serait tenté de croire à la possibilité d'un pareil accident. C'est précisément cette ascension, en quelque sorte indéfinie, que Boyer supposait possible, en vertu de causes différentes, qui devaient s'opposer, suivant lui, à ce que le malade puisse jamais marcher sans moyens auxiliaires. Cependant, il ne paraît pas que l'on ait observé d'une manière bien évidente la déchirure du plan aponévrotique inguinal. Cowper dit, à la vérité, que la tête avait dilacéré le ligament de Poupart; mais comme il ajoute plus loin que ce ligament était appliqué sur la partie antérieure du col, on est forcé de conclure qu'il ne s'agissait que d'un éraillement très-borné, et peut-être même consécutif, puisque la luxation était déjà ancienne.

Quelle est donc la force qui s'oppose au mouvement d'ascension dont nous parlons?

Est-ce la partie postérieure de la capsule restée intacte? Il n'est pas possible de le supposer, quand on a essayé de luxer le fémur sur le cadavre, dans de pareils conditions. Il est, en effet, facile de se convaincre, qu'en laissant intacte la partie postérieure du ligament orbiculaire, on peut à peine faire franchir la surface articulaire de la tête du fémur, par-dessus le rebord cotyloïdien, et que, par conséquent, elle ne saurait remonter au-devant et au-dessus de la branche iléo-pubienne, sans que la capsule soit entièrement arrachée. On a vraiment peine à concevoir, après cela, que M. Malgaine ait pu regarder toutes les luxations du fémur comme des luxations incomplètes. Du reste, dans le cas présent, l'examen anatomique ne permettait pas le moindre doute sur la déchirure complète de la capsule fibreuse.

Mais, revenons à l'étude des causes qui peuvent empêcher la tête de soulever très-fortement le ligament de Poupart. On ne peut accorder beaucoup d'influence, sous ce rapport, à l'action des muscles pyramidaux, jumeaux, obturateurs externes. Ils sont trop faibles, trop désavantageusement placés, et d'ailleurs, souvent arrachés, comme nous l'avons vu dans le cas présent. On ne peut pas davantage attribuer cette action aux muscles fessiers, le petit est, en effet, le seul qui soit tendu dans cette circonstance, encore son insertion, presque perpendiculaire au fémur, rend-elle son action à peu près nulle pour arrêter la marche de la tête.

C'est le tendon pelvien du droit antérieur qui paraît présenter le plus grand obstacle à ce genre de déplacement. Son heureuse disposition, sous ce rapport, mérite bien de fixer l'attention. D'abord, assez fortement tendu sur la partie antérieure de la capsule, il n'oppose cependant aucune résistance à la déchirure et à la sortie de la tête, dans l'espace triangulaire qu'on remarque entre lui et le pectinée, quand on a renversé le psoas iliaque. Mais, au moment où la chute s'opère, où les genoux se fléchissent forcément par la projection du tronc en arrière, sa tension augmente précisément à l'instant où le grand trochanter, poussé en haut et en avant, vient heurter contre lui. Or, la dispo-

sition de ces deux organes est telle qu'ils se rencontrent
à la manière de deux croissants qui tendraient à se cou-
per par leur concavité. Grâce à son insertion réfléchie
au sourcil de la cavité cotyloïde, le tendon décrit réellement une courbe, dont la concavité regarde en bas,
tandis que la base du col du fémur forme, avec la face
interne du trochanter, une concavité dirigée en haut.
De plus, le plan de chacun de ces arcs étant jusqu'à un
certain point perpendiculaire l'un à l'autre, il s'en suit
qu'il y a enfourchement réciproque dans le dernier temps
de la luxation. Dans le cas présent, cette disposition était
excessivement marquée, malgré l'allongement qu'avait
dû subir le tendon, en raison de l'ancienneté de la ma-
ladie ; et l'on ne peut contester qu'elle n'ait exercé la
plus grande influence au moment de la chute, pour déterminer l'arrêt du mouvement ascensionnel de la tête
du fémur. C'est encore en vertu de cette disposition que
le tendon du droit antérieur doit supporter une très-
grande partie du poids du corps, au moment où les
malades commencent à marcher, après que la luxation
est devenue irréductible.

L'état des muscles, qui environnent l'articulation,
n'avait pas été indiqué d'une manière suffisamment
exacte. Boyer dit que les muscles fessiers, le pyramidal,
les jumeaux, le carré et les obturateurs sont tendus et
allongés, que tous les autres muscles sont relâchés ;
chose plus étonnante encore, Cowper n'en dit absolu-
ment rien dans l'observation que nous avons rapportée.
Chez Hervé, nous avons trouvé le grand et le moyen
fessier plutôt relâché que tendu, en vertu de l'élévation
de leur attache inférieure. Le petit fessier seul était
réellement tendu, ce qui se conçoit, en réfléchissant qu'il
se rend au bord antérieur du grand trochanter, en suivant une ligne qui se rapproche plus de l'horizontale que
de la verticale, et que son tendon est en outre forcé à
une sorte de réflexion sur le sommet de cette éminence.

Quant aux muscles de la cavité digitale, ils sont tous
nécessairement tendus et tiraillés, s'ils ne sont déchirés.

C'est effectivement sur eux que porte toute la distension après la rupture de la capsule. La faiblesse et la brièveté des deux jumeaux doit rendre leur rupture à peu près certaine. Le pyramidal et l'obturateur interne retenus dans des coulisses osseuses, ou ligamenteuses, y sont aussi très-exposés. L'obturateur externe en paraît au contraire moins menacé, en raison de la rotation de la cuisse en dehors. Dans le cas présent, il était évident qu'ils avaient été arrachés vers leur attache commune. La cavité digitale était, en effet, parfaitement vide, et son périoste très-fin, ne pouvait être que le résultat d'un travail d'absorption.

Quant au muscle psoas iliaque, dont l'état n'est pas même mentionné par Boyer, et sur lequel Cowper donne des détails entièrement insuffisants, il est toujours tendu, soulevé, aplati, comprimé dans le point où porte la tête, et même très-souvent éraillé, ou déchiré dans ses couches profondes. Pourrait-il être complétement perforé? C'est ce que nous ne saurions affirmer. Chez Hervé, le faisceau du psoas, tendu et déjeté, passait seul au côté interne de la tête, et paraissait contribuer à la pousser en dehors, contre l'épine-iliaque antérieure et inférieure.

La recherche du mécanisme qui a présidé à la formation de la pseudarthrose, et des causes qui peuvent entraver ou favoriser ce phénomène, doit encore donner lieu à des remarques d'une haute importance.

Ainsi qu'on a pu le remarquer, les surfaces articulaires de nouvelle formation, pouvaient être considérées, tant du côté du bassin que du côté du fémur, comme formées de deux portions contiguës, et cependant isolées ; l'une inférieure, l'autre supérieure. Nous considérerons successivement chacune d'elles, tant sur le bassin que sur l'os de la cuisse.

Les deux surfaces inférieures devaient leur origine au contact réciproque de la branche pubienne de l'os des îles et de la partie postérieure du col du fémur. Cette première zône articulaire se développe évidemment

avant l'autre, et quand il n'en existe qu'une, c'est nécessairement elle. On trouve cette disposition dans le
fait publié par Cowper. Voici comment il s'exprime :
« Une cavité anormale s'est formée pour le col du fémur
» sur le pubis, au-dessus duquel la tête est située. La
» nouvelle cavité s'étend de chaque côté, autour du col
» de l'os, de manière à le fixer latéralement sur le pubis. »
On voit que l'état décrit par Cowper, présente la plus
grande analogie avec celui que nous avons rencontré.

La principale cause de ce contact, entre le pubis et
le col fémoral, réside dans la disposition du muscle
psoas-iliaque, disposition tellement avantageuse sous ce
rapport qu'elle ne tarde pas à donner naissance aux
moyens d'union qui doivent consolider la nouvelle articulation. Au début de l'affection, le muscle psoas-iliaque
soulevé, tiraillé par la tête du fémur qu'il enveloppe,
doit tendre à l'appliquer d'autant plus exactement sur le
pubis qu'il a conservé une plus parfaite intégrité ; mais
ce muscle, placé dans des conditions aussi nouvelles, ne
peut tarder à subir de profondes modifications sur lesquelles il est bien regrettable que Cowper ne se soit pas
arrêté. La tête se loge promptement dans une dépression
dont les parois doivent subir une transformation liga-
menteuse plus ou moins complète. Sans doute même
celles-ci pourraient s'encroûter de tissus cartilagineux
ou osseux. Il peut encore arriver que cette coque fibro-
musculaire prenne adhérence à la partie supérieure et
antérieure de la tête du fémur, de manière à fournir un
point d'appui aux contractions à la partie supérieure
du muscle dans les mouvements de la cuisse sur le
bassin. Mais, comme le tendon charnu du psoas-iliaque
est beaucoup plus large que la tête, ses deux côtés se
rabattent facilement tant en vertu de la contraction musculaire que par suite de l'existence du fascia qui les
retiennent ; ils se rabattent de manière à établir, de
chaque côté, une bande fibro-musculaire, qui passe du
rebord du bassin sur les parties latérales du col du fémur auxquelles toutes deux prennent adhérence avant

de se rendre au petit trochanter. Tels seront les moyens d'union dans les cas où la tête élevée au-dessus du rebord pelvien n'a pas trouvé de point d'appui solide ainsi que l'a vu Cowper, et où, parconséquent, il ne s'est formé qu'une articulation au premier degré. Chez l'aliéné Hervé, les surfaces osseuses qui formaient celle-ci, étaient assez exactement conformées l'une sur l'autre. La concavité légère de celle qu'on voyait sur le pubis suffisait pour fixer latéralement le col du fémur, en sorte que cette articulation représentait une arthrodie dans laquelle le mouvement de bascule correspondant à l'extension et à la flexion était le plus marqué de tous. Les moyens de glissements consistaient en une couche cartilagineuse très-mince recouvrant un tissu osseux dur et poli.

Quand il n'existe ainsi qu'une surface articulaire en contact avec le col, il faut sans doute admettre que la tête a été poussée plutôt vers la partie centrale du tendon du psoas-iliaque que sous la portion qui avoisine l'épine iliaque inférieure. Les causes déterminantes de cette situation résident-elles dans quelques circonstances spéciales dans la manière dont le déplacement s'est opéré, ou bien dans l'intégrité des muscles de la cavité digitale, ou d'une partie de la capsule, entraînant un certain degré d'abduction, c'est ce qu'il ne nous est pas permis de décider.

Passons maintenant à l'examen de la seconde portion de la pseudarthrose trouvée chez Hervé. Sa formation parut être la conséquence d'une accumulation de matière osseuse dans la fosse iliaque interne, formant un large demi-cercle autour et en arrière de l'épine iliaque inférieure. D'où il suit que la première condition de son existence est le contact de la tête avec cette éminence osseuse. Or, pour que ce contact existe, il faut que l'extrémité articulaire ait été poussée sous la portion externe du tendon charnu du psoas-iliaque; et, par suite, que tous les muscles qui pourraient entraîner le membre dans l'abduction, aient été vaincus ou déchirés. On conçoit très-bien dès-lors pourquoi, dans le cas présent, nous avons rencontré une légère adduction de la cuisse.

Le mode de développement de cette surface osseuse au dépend du périoste de la fosse iliaque qui se trouve en contact avec la tête et le col du fémur explique pourquoi elle a plus de tendance à s'étendre en largeur qu'à s'élever en hauteur, ce qui fait que son grand diamètre était dans ce cas dirigé transversalement. D'un autre côté, elle avait peu de profondeur, parce que la tête du fémur avait subi dans sa partie postérieure et externe, précédemment en contact avec l'éminence iliaque inférieure, un aplatissement très-marqué ; c'est cette double disposition qui donnait à la cavité dont nous parlons, une grande ressemblance avec la cavité glénoïde. Sa disposition du côté de la fosse iliaque où elle était appuyée par une sorte de talus, son épaisseur et la densité du tissu qui la formait, lui donnaient une grande solidité. La surface correspondante du fémur notablement aplatie présentait un diamètre bien supérieur à celui de cette cavité. Cette surface fémorale était aussi plus exactement arrondie.

Les cartilages propres à favoriser le glissement étaient assez imparfaits ; mais les surfaces étaient cependant assez lisses et essez humides pour déterminer des mouvements faciles.

Les moyens d'union excessivement solides étaient exclusivement formés par le tendon charnu du psoas-iliaque, transformé en une coque fibro-musculaire très-épaisse. Ce nouveau ligament capsulaire adhérait d'une part au bord de la surface créé dans la fosse iliaque, par le moyen d'un tissu fibreux, si épais et si dense, qu'on pouvait le comparer au bourrelet glénoïdien, et de l'autre à toute la portion antérieure de la tête et du col du fémur. Une circonstance remarquable, qui découle de ce premier fait, c'est que le développement progressif de la masse osseuse de la fosse iliaque avait intercepté toute communication entre la portion supérieure du muscle iliaque et celle qui s'était transformée en capsule. En sorte que la première avait ses deux points d'attache également immobiles. Les fibres superficielles et un gros faisceau interne conservaient seuls avec le psoas une certaine action, les premières sur la nouvelle capsule, les dernières sur le petit trochanter. Encore faut-il observer que l'espèce de réflexion à angle droit qui résultait du passage de ce faisceau sur la tête de l'os déplacé, rendait cette dernière action presque nulle; d'où l'on doit conclure que, dans cette forme de pseudarthrose le psoas a complétement perdu ses fonctions motrices pour descendre au rôle de simple organe contentif.

Cette portion supérieure de l'articulation, trouvée chez Hervé, constituait une arthrodie du genre de celles qui permettent des mouvements bornés dans presque tous les sens.

Il serait presque inutile de faire remarquer que les deux zônes articulaires que nous venons de décrire isolément, se confondaient en suivant la forme des os, de manière à ne former réellement qu'une seule pseudarthrose, communiquant même avec l'ancienne cavité ; mais cette division nous a paru légitimée par la comparaison de l'exemple présent avec celui qu'a publié Cowper. Il résulte en effet de cet examen que la luxation en haut et en avant, ancienne et non réduite, présente deux variétés. L'une, dans laquelle la tête de l'os est dirigée un peu plus en dedans, sans doute en vertu d'une certaine abduction du genou, et où ne pouvant se mettre en rapport avec l'éminence iliaque inférieure, elle reste flottante au-dessus du rebord pelvien ; et, dans ce cas, le contact des deux os se fait seulement entre la base du col et la branche iléo-pubienne. Dans la seconde variété, la tête a décrit, en vertu d'un léger mouvement d'adduction, un arc de cercle qui l'a rapprochée de l'épine iliaque inférieure, et son contact contre cette éminence est bientôt suivie du développement d'une surface destinée à s'articuler avec la partie externe de la tête du fémur, et comme dans cette variété le con-

tact entre le rebord pelvien et la base du col a toujours lieu, il s'en suit que la surface articulaire est
beaucoup plus étendue et plus parfaite; d'où il suit comme
conclusion pratique que, dans le cas d'une luxation iléo-
pubienne devenue irréductible, il faudrait s'efforcer de
ramener le membre dans l'adduction, pour mettre la
tête en contact avec l'épine iliaque inférieure.

En résumé, nous venons de constater, pour la luxation en haut et en avant, l'accomplissement des phéno-
mènes déjà observés pour les luxations anciennes non
réduites, soit de la hanche, soit de l'épaule. Cette espèce ne se soustrait donc pas plus que celles qui se
font dans la fosse iliaque externe, sous le pubis ou dans
l'échancrure sciatique, à cette grande loi pathologique
qui veut qu'une pseudarthrose se forme là où vient se
poser une surface articulaire déplacée, mais mobile.
L'exemple cité par Cowper, avait déjà démontré qu'elle
peut se développer d'une manière plus ou moins complète; mais, dans le cas présent, elle avait acquis tous
les caractères de perfection qui se rencontrent dans les
cas les plus avantageux, ce qui démontre contraire-
ment au raisonnement de Boyer, la fécondité des res-
sources de la nature dans les circonstances en appa-
rence les moins propices.

Toutefois, on concevrait encore avec peine que le
poids du corps fût confié à cet appareil capsulaire, à
cause du désavantage de la disposition des surfaces pa-
rallèles à la transmission du mouvement. Dans ces conditions en effet, la partie supérieure de la nouvelle
capsule paraît recevoir seule tout le poids du corps
transmis par la tête du fémur, et il serait à craindre
que, malgré sa force, elle ne vint à céder et à s'allon-
ger, s'il n'existait une autre cause assez puissante pour
borner le mouvement ascensionnel de la tête du fémur.
Nous avons déjà indiqué cette cause, qui réside dans la
disposition du tendon du droit antérieur, lorsque nous
avons décrit le mécanisme du déplacement primitif, et
l'on sait maintenant qu'elle est assez heureusement dis-

posée, assez puissante pour ne laisser supporter au nouveau ligament capsulaire qu'une faible partie du poids du corps. C'est sans doute cette circonstance que Boyer n'avait pas prévue, que Cowper ne paraît pas avoir reconnue, qui rend infiniment moins probable les prévisions alarmantes du premier de ces chirurgiens, qui pensait que les malades ne pourraient jamais marcher sans un appui artificiel. Du reste, dans les trois cas observés par Cowper, il n'est pas dit que les malades fussent réduits à cette extrémité, et nous devons faire observer que l'aliéné Hervé se livrait sans appui à tous les mouvements nécessaires pour le travail de manœuvre auquel il était habituellement soumis à l'hôpital général.

Du reste, les mouvements du membre, qui pouvaient s'exercer à peu près dans tous les sens, étaient excessivement bornés. On conçoit que la disposition des surfaces en était la première cause, mais il faut encore indiquer la tension du petit fessier, l'espèce de bride formée par le tendon du droit antérieur sur le devant du col de l'os. Enfin, une adhérence assez intime des tissus fibreux qui partent de l'extrémité supérieure de la ligne âpre avec le périoste de la face antérieure de la tubérosité sciatique, au-dessous de la cavité cotyloïde. Un tissu cellulaire fibreux, très-abondant, réunissait ces parties et contribuait beaucoup à maintenir l'extrémité supérieure du fémur immobile au devant de la cavité cotyloïde. Le mouvement de rotation sur l'axe était celui qui nous a paru le plus étendu ; tous les autres mouvements n'étaient pour ainsi dire que le produit d'une sorte de glissement très-étendu, favorisé par l'amplitude des surfaces articulaires du côté du fémur, comparées à celles du bassin.

Nous terminerons ces observations en appelant l'attention sur quelques circonstances spéciales d'une certaine importance.

La première est l'absence de toute trace du ligament capsulaire primitif, tant sur le col du fémur qu'autour de la cavité cotyloïde. L'espace existant entre celle-ci et la face postérieure du grand trochanter, qui était ap-

pliqué au devant d'elle, étant simplement fermé par la
zône celulo-adipeuse, dont les deux extrémités venaient
se terminer aux deux bords libres de la nouvelle capsule au devant de la branche iléo-pubienne. Quant au
ligament rond, il n'en a pas été question, parce que les
adhérences de la nouvelle capsule avec la tête recou-
vraient son attache, et que du côté de la cavité cotyloïde
on n'en voyait nulle trace.

Par rapport aux modifications subies par les os, on
aura surtout remarqué l'espèce d'évolution éprouvée par
le trochanter, laquelle pouvait être attribuée à la trac-
tion du petit fessier et surtout à la pression du tendon
réfléchi du droit antérieur contre cette éminence osseuse,
nouvelle preuve de la réalité du point d'appui que le
contact de ces deux organes prêtait au membre pendant
la station. Il ne paraît pas que cette évolution du trochanter en dehors ait été observée par Cowper, qui dit
que cet organe occupait la cavité cotyloïde, ce qui doit
arriver en effet, quand il a conservé sa position naturelle.

On aura encore observé la déformation et l'aplatissement du col et de la tête du fémur. L'élévation de la
tête qui pouvait dépendre au moins en partie du redressement du col, ne serait que relative, si l'on doit admettre que le sinus qui le sépare du grand trochanter a
été creusé par l'action du tendon du droit antérieur. Cette
hypothèse nous a d'ailleurs paru suffisamment légitimée
par l'examen comparatif avec des fémurs de sujets de
la même taille et du même âge. Nous avons, en effet,
été obligés de recourir à ce moyen pour estimer la déformation de cet os, n'ayant pas pris la précaution de
réserver le fémur opposé, quand nous enlevâmes les parties qui forment la pseudarthrose. Quant aux causes et
au mécanisme de ce léger redressement du col, il est
facile de les comprendre après ce que nous avons dit
de l'action du psoas iliaque sur la tête déplacée. L'extrémité supérieure du fémur représente alors un levier
coudé dont les deux bras sont entraînés de manière à
les ramener à un axe commun. Les muscles extenseurs

de la jambe et de la cuisse agissent en ce sens sur la branche inférieure du levier, tandis que le psoas iliaque a le même effet sur la branche supérieure.

L'atrophie du petit trochanter nous parut être la suite de la cessation d'action du muscle psoas.

Un fait non moins remarquable au point de vue qui nous occupe, c'est la non oblitération de la cavité cotyloïde après un temps évidemment très-long.

La plupart des autres altérations des tissus osseux et fibreux étaient analogues à celles qu'on rencontre en général dans les pseudarthroses, altérations qui paraissent la suite nécessaire des nouvelles conditions mécaniques auxquelles sont soumis les organes locomoteurs, et du travail pathologique développé dans leur tissu. La raréfaction du tissu osseux et son infiltration graisseuse étaient portées très-loin; mais on pouvait les attribuer au moins en partie à l'âge du sujet et à sa disposition à l'épanchement de la graisse dans tous les organes.

Un dernier fait, digne de remarque, c'est que le déplacement de la tête ne correspond point au raccourcissement apparent du membre. Celui-ci n'était en effet que de 34 millimètres (15 lignes), tandis que si l'on mesurait l'espace compris entre le centre de la cavité cotyloïde et celui de la tête du fémur, on trouvait au moins 50 millimètres (2 pouces) de différence. Nous avons dû mentionner ce singulier phénomène, bien que nous ayons vainement essayé d'en découvrir les causes. Nous avions d'abord cherché à l'expliquer par le redressement du col du fémur; mais l'examen ultérieur ne nous a pas permis d'attacher une très-grande valeur à cette supposition. Cette différence viendrait-elle d'un abaissement de l'épine iliaque supérieure ? Serait-elle le résultat du mode de mensuration, de la position du membre, ou bien de toutes ces causes à la fois? C'est ce que nous ne saurions décider. Mais ce que nous pouvons affirmer, c'est que la mesure en question a été prise avec beaucoup de précision et répétée deux fois de chaque côté.

NANTES, IMPRIMERIE DE CAMILLE MELLINET. — 32,019.

Annexe à la note de la page 17.

L'enfant dont il est question ayant succombé au bout de 40 jours, par suite d'une paraplégie complète, avec large eschare au sacrum, nous avons pu examiner à cette époque l'état des parties constituant l'articulation luxée, et voici ce que nous avons rencontré :

La peau, le tissu cellulaire et l'aponévrose sont à l'état normal, sauf quelques traces d'ecchymoses. Les muscles couturier, grand, moyen et petit fessiers sont sains. Il en est de même de la partie charnue du psoas-iliaque. Le tendon commun, à son passage sur la branche iléo-pectinée, est mince et légèrement adhérent au périoste de l'os; le glissement naturel n'existe plus. Cette adhérence devient d'autant plus forte, qu'on l'examine plus bas ; au niveau du sourcil et du rebord supérieur de la capsule, elle est très-intime : pour la détruire, il faut inciser un tissu cellulaire fibreux, interposé entre la capsule et l'aponévrose profonde du muscle psoas-iliaque. Au niveau de la partie inférieure de la capsule, cette adhérence devient lâche et celluleuse. Le tendon charnu du psoas-iliaque ne présente ni déchirure ni éraillement manifeste, on sent seulement que son centre est plus mince que le reste. Les attaches musculaires, nées au niveau du tendon du droit antérieur, sont parfaitement intactes. Le nerf et les vaisseaux ne présentent rien de remarquable. Il est cependant, peut-être vrai de dire, que le nerf est plus aplati que de coutume, et que la distance qui le sépare des vaisseaux paraît un peu plus considérable. Ceux-ci étant légèrement poussés en dedans. Les attaches du feuillet profond de l'aponévrose fascia lata à l'éminence iléo-pectinée et au sourcil de la cavité cotyloïde, ont perdu le caractère membraneux pour revêtir ceux d'un tissu cellulaire fi-

3

breux irrégulièrement disposé. Le muscle pectinée a une couleur sombre, ses fibres paraissent comme macérées, sans ressort; cet état était probablement la suite d'une forte ecchymose. Le droit antérieur est parfaitement sain, son tendon iliaque est très-volumineux et intact. L'obturateur externe est sain. Le pyramidal paraît à l'état normal. Le tendon de l'obturateur interne est dans le même cas, ainsi que le jumeau supérieur. L'inférieur parut très-mince à son attache interne, une partie en avait présumablement été arrachée. Les tendons de tous ces muscles, en se rendant à la cavité digitale, adhèrent à la capsule d'une manière assez intime. Le carré crural est sain. Il en est de même des adducteurs et des autres muscles de la cuisse.

La capsule paraît intacte dans toute son étendue; elle est fort épaissie au-dessous du tendon du psoas, et paraît, au contraire, amincie en arrière sous les tendons des muscles de la cavité digitale. Dans ces deux points, elle offre en outre une vascularisation fine, très-évidente et très-remarquable. Fendue d'abord verticalement en avant, elle fut détachée ensuite avec soin à son insertion au col du fémur, ce qui permit de constater les faits suivants. La tête de l'os jouit d'une mobilité anormale, par suite de l'allongement du ligament rond; on peut l'éloigner de plus d'un centimètre de la surface cotyloïdienne. Si l'on cherche à faire franchir la tête par dessus le sourcil de la cavité cotyloïde, on n'y peut parvenir sans un certain effort, qui se trouve suffisant pour achever de rompre le ligament rond. Il fut cependant facile de constater que si ce ligament avait été un peu moins friable, il eût été possible, vu son état d'allongement, d'engager les deux tiers de la surface articulaire du fémur, au-dessus du bourrelet cotyloïdien, de manière à effectuer une luxation incomplète. L'effort sous lequel s'était déchiré le ligament rond, était, en effet, des plus minimes. La portion de ce ligament, qui reste attachée au fémur, le représente à peu près en entier; elle est longue de 15 à 18 millimètres, large de

6 à 8., molle et tellement vascularisée qu'elle ne représentait plus qu'une houppe de capillaires sanguins infiniment déliés, dont la couleur rouge-vif, tranchait d'une manière éclatante sur la parfaite blancheur du cartilage.

Quelques filaments qui se prolongent à son extrémité libre, établissaient la continuité récemment détruite. La synoviale, qui recouvre le col du fémur, est injectée, surtout en arrière et au-dessous de la tête. La capsule qui reste attenante à l'os des îles est, ainsi que nous l'avons dit, beaucoup plus épaisse en avant qu'en arrière, où elle paraît fort amincie. La synoviale qui la tapisse, laisse voir une arborisation fine, qui lui donne une teinte rose générale. Cette teinte passe au rouge en arrière, près de l'attache au fémur, et en avant, auprès du bourrelet cotyloïdien. Le tissu ligamenteux qui occupe naturellement le fond de la cavité, et donne attache au ligament rond, présente une mollesse et une vascularisation égale à celles de ce ligament. Celui-ci adhérait, au moment où il s'est détaché, à la partie la plus interne de ce tissu intra-articulaire, immédiatement en dedans du pont formé par le bourrelet cotyloïdien, pour le passage des vaisseaux capsulaires. La partie de la capsule, qui paraît avoir été le siége d'une déchirure, est fort épaissie, dense, fibreuse ; on ne peut y suivre la direction naturelle des fibres, dans cet appareil ligamenteux.

On peut déduire de cette observation, les propositions suivantes :

1°. La luxation qui présentait tous les caractères de celle dite sur le pubis, s'est effectuée dans la gaine du muscle psoas-iliaque, par la rupture partielle ou l'éraillement de la capsule fibreuse à sa partie supérieure.

2°. Cette rupture, qui n'a pas été retrouvée à l'autopsie, était sans doute fort peu étendue, et paraît s'être cicatrisée à la faveur de son adhérence aux couches celluleuses qui tapissent la face profonde du muscle psoas-iliaque.

3°. Cette capsule fibreuse a été également très-distendue et comme éraillée en arrière ; mais plutôt auprès de son attache au fémur qu'à celle de l'os des îles; ce qui s'explique sans doute par l'espèce de renversement qu'éprouve cette attache dans l'élévation forcée de la tête du fémur.

4°. Le ligament rond ne paraît pas avoir été déchiré en entier: à moins d'admettre qu'il ait repris adhérence depuis la réduction, par son contact prolongé, avec le point d'où il avait été arraché. La chose nous paraît en effet possible, vu l'état des parties devenues si éminemment vasculaires.

5°. Dans cet état de choses, la luxation paraît avoir été réellement incomplète en ce sens que les deux tiers seulement de sa surface articulaire auraient franchi au-dessus du bourrelet cotyloïdien. Cette supposition est d'ailleurs fortifiée par un symptôme qui nous avait frappé pendant la vie: savoir, le peu de saillie que formait la tête, observation qui se trouve en rapport avec l'état de la capsule.

Nous devons donc avouer ici que nous avons trop accordé à l'examen cadavérique, en disant dans ce Mémoire (page 20) que la tête ne pouvait franchir au-dessus de la branche iléo-pectinée, sans déchirure du ligament rond, et sans l'arrachement complet de la capsule au moins en arrière. Il nous semble maintenant qu'il y a au moins lieu d'accorder comme vrai à M. Malgaine, qu'on a trop repoussé l'existence de luxations incomplètes dans les luxations orbiculaires et même dans celles du fémur. Peut-être y aurait-il, sous ce rapport, une distinction à établir entre l'enfance et l'âge adulte: on se rappelle, en effet, que le sujet de l'observation présente n'était âgé que de dix ans; et l'on sait, d'autre part, que le développement des os du bassin est loin d'être complet à cet âge? N'ayant rien à présenter de positif pour l'éclaircissement de cette question, nous nous bornerons à la présenter aux observateurs mieux placés que nous pour la résoudre.

Nantes, le 30 novembre 1840.

NANTES, IMPRIMERIE DE CAMILLE MELLINET. — 22,094.